· 第 3 版 ·

色觉
检查图

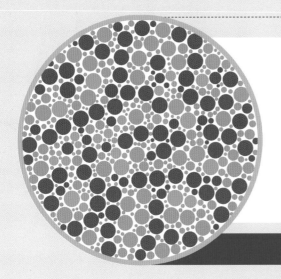

王克长 王新宇 刘 蕾 王 倩 编绘

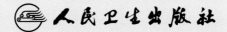

人民卫生出版社

图书在版编目（CIP）数据

色觉检查图 / 王克长等编绘. —3版. —北京：人
民卫生出版社，2012.12
　ISBN 978-7-117-16252-4

　Ⅰ.①色… Ⅱ.①王… Ⅲ.①色觉试验–图谱
Ⅳ.①R770.42–64

中国版本图书馆CIP数据核字（2012）第172323号

| 人卫智网 | www.ipmph.com | 医学教育、学术、考试、健康，购书智慧智能综合服务平台 |
| 人卫官网 | www.pmph.com | 人卫官方资讯发布平台 |

色觉检查图
第 3 版

编　　绘：王克长　王新宇　等
出版发行：人民卫生出版社（中继线 010-59780011）
地　　址：北京市朝阳区潘家园南里 19 号
邮　　编：100021
E – mail：pmph @ pmph.com
购书热线：010-59787592　010-59787584　010-65264830
印　　刷：人卫印务（北京）有限公司
经　　销：新华书店
开　　本：889×1194　1/24　印张：4
字　　数：96 千字
版　　次：1992 年 12 月第 1 版　2024 年 12 月第 3 版第 37 次印刷
标准书号：ISBN 978-7-117-16252-4
定　　价：38.00 元
打击盗版举报电话：010-59787491　E-mail：WQ @ pmph.com
质量问题联系电话：010-59787234　E-mail：zhiliang @ pmph.com

序　言

　　色觉检查是视功能检查的重要内容之一，是选拔从业人员体格检查的必查项目，也是个人选择职业的重要参考。目前国内虽已有色觉检查图出版，但还远不能满足日益发展的社会各方面对色觉检查的要求。王克长医师经过十多年潜心研究、不懈努力，根据色视觉理论和互补色理论，应用假同色的原理，自己动手，设计绘制了多幅色觉检查图，内容丰富、全面，经全自动测色色差计测定，完全符合要求，这也为能逼真地印刷出版创造了条件。该图在吸取了国内、外色觉检查图的长处后，又有所创新。既可对红、绿、黄、蓝（紫）色觉做全面检查，又可对红、绿、蓝（紫）色弱做轻、中、重三度分类，即对色觉异常可做定性和半定量分析。经临床试用，确实使用方便，灵敏度高，结果可信，是值得推广使用的一套色觉检查工具。今逢即将出版之际，特志数语，作为介绍。希眼科同道们，在实际应用中，发现问题，随时指教，以便更正！

杨　钧

第3版前言

视功能检查包括视力、视野、颜色视觉、立体视觉、视觉电生理等几个方面，其中以视力、颜色视觉检查最为常用，是体格检查的必查项目。颜色视觉的检查工具有多种，如Nagel色觉检查镜、FM—100色调试验、色觉检查图等。临床使用以《色觉检查图》最为方便和常用。

颜色视觉异常是最常见的先天性改变，后天性改变可以由某些疾病或外伤、中毒等原因引起。一般情况下，先天性颜色视觉异常改变患者本人并不自知，即色盲者本人并不知道自己是某色色盲，只有通过特殊检查才能发现。相关统计显示，颜色视觉异常者占人群的4%~5%，色弱者比例还要更高一些。先天性颜色视觉异常大多表现为家族性特征，即以遗传为主，遗传方式为性连锁隐性遗传，其中以红绿色觉异常为多。

我们生活在万紫千红的彩色世界里，随着经济社会和科学技术的飞速发展，人们周围的色彩更丰富、更复杂、更精彩。迅速发展的交通运输事业，从空中到陆地、海洋，形成了庞大的立体交通网络。这些复杂的交通行驶路线的管理，主要依靠指示灯色彩的不同来进行。"绿灯行、红灯停"，这是人们很熟悉的交通常识。而对色觉异常者，尤其对色盲者，会因分辨不清而弄错，进而导致事故的发生。

颜色视觉的检查对人才的选拔和使用至关重要。对颜色视觉要求较高的行业，通过色觉检查，可选拔出合格适用的人才；对颜色视觉异常的人，可根据自己的情况，选择适当的职业。这样，工作起来才能轻松愉快。

本《色觉检查图》是根据颜色视觉理论，依据"色度学"中颜色混合定律的补色律，应用假同色原理设计绘制而成。按照国际照明委员会(CIE)色度图和1975年公布的灯光信号颜色要求，将主要信号颜色：红、绿、黄、蓝(紫)在CIE(1931)色度图上的色度区域选色配色。

对绘图色标采用PC—PⅡ型全自动测色色差计做定性定量测定。绘制后又经过多次复测、试用、修改，最后定稿，确保图谱的科学性和准确性。

该《色觉检查图》经过第1、2版的临床使用，收到了各方面许多宝贵意见和建议。数字化电脑软件技术的不断升级，为该图的修改提供了更可靠的技术保证。所以第3版对图谱的色彩、色度等做了更精细的测定，全图用电脑绘图软件做了精确绘制，尽量做到使正常人不误查，对色觉异常者能够区分出性质和程度。

全图共66幅，由三部分组成。第一部分：数字组38幅，为红、绿、蓝(紫)黄色盲和色弱的检查图，对各类色弱做重、中、轻三度分类检查；第二部分：拉丁字母组13幅，作速查、复查之用；第三部分：动物图案组15幅，供儿童及文化程度低者使用。有5幅图用来检查颜色视觉疲劳和隐色盲。本图旨在对各类色视觉异常做出定性和半定量分析，在各类人员体检、招聘和疾病的诊断中，发挥应有的作用。

本图在编绘过程中，得到杨钧教授、俞自萍教授、张晓楼教授、王延华教授、劳远琇教授、张灵芝教授、朱学敏主任医师、邹本宝主任医师、贺汝温主任医师、沈克惠主任医师、雷嘉启主任医师、蔡绍佗主任医师、盛铭名工程师的热情帮助和指导，得到了苏月云副主任医师、李顺成先生、毕汝仁先生的大力协助，表示衷心感谢！

敬请各位眼科前辈、同仁和广大使用者继续提出宝贵意见，以便本图使用效果得到不断改进和提高，更适合眼科临床、各类体格检查和科研的使用需要。

王克长

2012年7月20日

目　　录

一、颜色的一般特性

宇宙间的一切物体，只要它能发射、反射、透过或吸收从380nm(毫微米)至780nm波长的电磁辐射，它就会具有某种颜色[1]。

颜色可分为彩色和非彩色两大类[1]。非彩色指白色、黑色和各种深浅不同的灰色。对于光来说，非彩色的白黑变化，相当于白光的亮度变化。当白光的亮度非常高时，人眼就会感觉到是白色的；当白光的亮度很低时，就会感到发暗或发灰。无光时，是黑色的。

纯白是理想的完全反射的物体，其光反射率等于1；纯黑是理想的无反射的物体，其光反射率等于零。在现实生活中，并没有纯白和纯黑的物体。

在白、黑之间从浅到深的各种非彩色，组成了一个白黑系列。此系列的非彩色代表物体光反射率的变化，在视觉上是明度的变化。愈接近白色，明度愈高；愈接近黑色，明度愈低。当物体表面对可见光谱所有波长的辐射的反射率都在80%～90%以上时，该物体为白色，有很高的明度。当其反射率在4%以下时，该物体为黑色，只有很低的明度。白色、黑色和灰色物体对光谱各波长的反射没有选择性，它们是中性色。

彩色是指白黑系列以外的各处颜色。彩色有三种特性，即明度、色调和饱和度。

明度即彩色的亮度。彩色光的明度愈高，人眼就愈感觉明亮。彩色物体表面光反射率愈高，它的明度就愈高。

色调是指彩色相互区分的特性。可见光谱不同波长的辐射在视觉上表现为各种色调，如红、橙、黄、绿、蓝、紫等。物体的色调决定于光源的光谱组成和物体表面所反射(透射)的各波长辐射的比例对人眼所产生的感觉。例如在日光下，一个物体反射480～560nm波段的辐射，而相对吸收其他波长的辐射，那么该物体表面为绿色。当物体对可见光谱的长波辐射有较高的反射，而吸收了大部分580nm以下的短波辐射，该物体表面为红色。

饱和度是指彩色的纯洁性。可见光谱的各种单色光是饱和的色彩。当光谱色掺入白光成分愈多时，就愈不饱和。当掺入的白光成分达到很大比例时，在眼睛看来，它就不再成为一个彩色光，而成为白光了。

非彩色只有明度的变化，而没有色调和饱和度这两种特性。

颜色可以互相混合。颜色混合可以是颜色光的混合，也可以是颜料的混合。但两种混合所得的结果不同。在光的混合中，光谱中各种颜色相加混合产生白色；而相同颜料的混合，则产生灰(黑)色。

凡是两种颜色混合，产生白色(光的混合)或灰(黑)色(颜料的混合)者，这两种颜色称为互补色[1]。也就是在自然光中，减弱或除掉某种波长的光，剩余波长的光，即具有颜色；这些被减弱的光的颜色和剩余部分的光的颜色，互相称为互补色。如黄和蓝(紫)是互补色，红和绿是互补色。当一对互补色按各种比例混合时，所产生的颜色，是这两个互补色的中间色，包括不同亮度的白色或灰色和不同色调和饱和度的混合色的颜色系列。这一混合色系列，称为这一对互补色的中间色。这些中间色中不显色的白色或灰(黑)色，就称为中性色。

在两个互补色组成的混合色系列中，如果两个互补色中一个成分连续地变化，混合色的外貌也就发生连续地变化，便产生近似比重大的颜色成分的非饱和色。本书是以上述理论为基础绘制的。

二、视器官和色觉功能

各种感觉器官是在适应环境的过程中发生和发展的[2]。太阳光的物理特性促使动物视器官从低级向高级的进化过程逐渐形成了动物视器官适应白昼与黑夜的转化并具有了辨色功能。

在最原始的单细胞生物，整个细胞都具有感光功能。在较高级的多细胞动物躯体上，只有少数细胞具有感光作用。如单细胞的原生动物眼虫，仅有能感光的特殊细胞器官——眼点。原索动物文昌鱼，在脊髓的中央管壁上已具有许多感光细胞。在脊椎动物鱼类，已有包括角膜和能前后移动的晶状体、视网膜、视神经结构等较为完整的视器。到哺乳类动物，视器就更为精密、完善和专职化。

　　人类的视器，演变得更为高级和健全。它具有高度复杂的、有特殊感光功能的细胞结构——视网膜，其与感光细胞相联系的神经纤维，汇总成视神经；由视神经通过视路，到达大脑后枕叶的距状沟视觉中枢区。眼球前部，有完全符合光学要求，成像于视网膜上的角膜、房水、虹膜、晶状体、玻璃体等屈光结构。由于眼球的透镜作用，使来自自然界的光线成像于视网膜上。

　　视网膜上的感光细胞包括锥细胞和杆细胞[2]。人眼的锥细胞长度为28～58nm，直径为2.5～7.5nm；杆细胞比锥细胞细长，其长度为40～60nm，平均直径只有2nm。锥细胞和杆细胞的视觉功能不同。锥细胞司明视觉，在光亮条件下，能够分辨颜色和物体的细节。杆细胞只在较暗条件下起作用，司微光视觉，一般不能分辨颜色与细节。这两种视细胞在视网膜上的分布很不均匀。视网膜黄斑部位和中心凹大约3°视角范围内主要是锥细胞，几乎没有杆细胞。离开中心凹，锥细胞急剧减少，杆细胞迅速增多。在离开中心凹20°的地方，杆细胞的数量最多。人眼视网膜大约有650万个锥细胞和1.1亿～1.25亿个杆细胞。视网膜的中心凹每平方毫米有14万～16万个锥细胞。这种细胞的特殊分布，构成了视网膜的中心视力和周边视力的不同。当刺激作用于视网膜中心凹时，视锐度最高，偏离中心凹5°时，视锐度几乎降低一半。在偏离40°～50°的地方，视锐度只有中心凹的1/20。视网膜不同部位视锐度的差别，与锥细胞的分布情况是一致的。

　　1912年，凯斯(Kries)[1]根据上述事实，提出了视觉的二重功能学说，认为视觉有两重功能：视网膜中央的锥细胞视觉和视网膜边缘的杆细胞视觉，也叫做明视觉和暗视觉。

　　视觉的二重功能得到病理学材料的证实[2]。锥细胞退化或功能丧失的日盲症患者的视网膜中央部位是全盲的，同时也是全色盲。夜盲症患者是由于杆细胞内缺少感光化学物质(视紫红质)，在黑暗条件下视觉便发生困难。在一些昼视动物的视网膜中，只有锥细胞，而无杆细胞。所以昼视动物都能分辨颜色。大多数鸟类都是昼视的。在夜视动物的视网膜中只有杆细胞，而无锥细胞。夜视动物一般都是色盲。有些爬虫类动物是夜视的。

　　由于视的两重功能，正常视觉的人从光亮环境到黑暗环境时，由锥细胞视觉转到杆细胞视觉，对不同波长的光的视觉感受性也发生变化。在光亮条件下，人眼可以看到光谱上不同明暗的各种颜色。当光谱亮度减低到一定程度的时候，人眼便看不到光谱上的各种颜色，视觉便成为无彩色的，整个光谱表现为一条不同明暗的灰带。

正常颜色视觉的视网膜中央部分能分辨各种颜色，由中央向外围部分过渡，锥细胞减少，杆细胞增多，对颜色的分辨能力逐渐减弱，直到对颜色的感觉消失。在中心凹15分视角的很小区域内，对红色的感受性最高，但对黄蓝色无感受性。在与中央区相邻的外周区先丧失红、绿色的感受性，视觉呈红-绿色盲。在这里，眼睛只能看到红色和绿色所具有的明暗程度，即把这两种颜色及其混合色看成不同明暗的灰色，而黄、蓝色感觉仍保留。有时，红、绿色在这个区域被误认为黄色。这个视网膜区域叫做中间区或红绿盲区。在视网膜的更外围边缘，对黄、蓝色的感觉也丧失，而成为全色盲区。在这个区域只有明暗感觉而无颜色感觉，各种颜色都被看成不同明暗的灰色。这就如同全色盲者观察颜色的情况，或者像正常人看黑白照片、黑白电视时的情况。

人眼对于小于15分视角的小面积颜色呈黄-蓝色盲，只能看到红和绿及它们的混合色。如果面积再缩小，则对红、绿色的辨认也困难，但对各种颜色的明度感觉仍保留。所以在远距离观察信号灯光会发生误认现象，特别在低亮度下，蓝色和黄色极易与其他颜色混淆。因此，经常用红、绿色作为信号标志。在一般情况下，因为眼睛时常在运动，这种微小颜色面积仍能刺激较大的中央窝范围，所以不易发生颜色的失真现象。

另外，视网膜黄斑区被一层黄色素覆盖着。黄色素能降低眼睛对光谱短波端(蓝、紫色)的感受性，而使颜色感觉发生变化。黄色素在中心凹的密度最大，到边缘部显著降低。这也造成观察小面积颜色和大面积颜色的差异。在实验条件下，当观察大于4°视场的颜色时，在视线正中会看到一个略带红色的圆斑，叫做麦克斯韦圆斑(Maxwell spot)。麦克斯韦圆斑出现在大面积颜色的均匀表面上，直径大约占4°视角。它没有明确的边界，跟随视线移动。麦克斯韦圆斑是中心凹的黄色素造成的。由于每个人中心凹的黄色素密度不同，不同人种的黄色素密度也不同，同时随年龄的增长，眼睛的晶状体变黄，所以不同的人，对颜色的感受性略有不同。总的来说，黄色素对视觉的影响甚小。日常生活中并不能察觉麦克斯韦圆斑的存在，但在实验条件下观察高亮度的颜色时，常会出现麦克斯韦圆斑。因此，在颜色视觉实验中，观察小视场(2°)颜色和观察大视场(10°)颜色，会得出不同的结果。

颜色视觉正常的人，在光亮条件下能看到可见光谱的各种颜色，它们从长波一端向短波一端的顺序是：红色(700nm)、橙色(620nm)、黄色(580nm)、绿色(510nm)、蓝色(470nm)、紫色(420nm)。表1中列出了各种颜色的波长和光谱的范围[1]。此外，人眼还能在上述两个相邻颜色范围的过渡区域看到各种中间颜色，如绿黄、蓝绿等。对具有正常色觉功能的人，可以辨别出当颜色波长发生1～2nm范围色调变化。

表1　光谱颜色波长及范围

颜色	波长(nm)	范围(nm)
红	700	640～750
橙	620	600～640
黄	580	550～600
绿	510	480～550
蓝	470	450～480
紫	420	400～450

三、颜色视觉理论

现代颜色视觉理论主要有两大类，它们是从两个比较古老的理论发展出来的：一个是杨-赫姆霍尔兹(Young-Helmholtz)的二色学说，另一个是赫林(Hering)的对立颜色学说。前者从颜色混合的物理学规律出发，后者从视觉现象出发，两者都能解释大量事实，但也都有不足之处。

杨-赫姆霍尔兹三色学说[1]：根据红、绿、蓝三原色可以产生各种色调及灰色的颜色混合规律，假设在视网膜上有三种神经纤维，每种原色都能引起一种神经纤维的兴奋。但由于光的波长特性，其中一种纤维的兴奋特别强烈。光刺激同时引起三种纤维强烈兴奋的时候，就产生白色感觉。当发生某一颜色感觉时，虽然某一种纤维兴奋最强烈，但另外两种纤维也同时兴奋，所以每种颜色都有白光成分，即有明度感觉。光谱的不同成分引起三种纤维不同比例的兴奋。在颜色混合中，混合色是三种纤维按特定比例同时兴奋的结果。

该学说的最大优点是能充分说明各种颜色的混合现象，用简明的三种神经纤维的假设，使颜色实践中颜色混合这一核心问题得到解释。

这个学说的最大不足是不能满意地解释色盲现象。根据这个学说，三种纤维同时兴奋才能产生白色或灰色感觉；既然色盲患者缺乏一种或几种纤维，是不应该有白色感觉的，而全色盲的人同样也有明度或白色感觉。同样道理，红-绿色盲的人是不应该有黄色感觉的，因为只有"红"和"绿"纤维同时兴奋才能产生黄色，但事实上并非如此，红-绿色盲的人照样有黄色感觉。

赫林的对立颜色学说[1]：赫林的对立颜色学说，也叫做四色学说。1878年赫林观察到颜色现象总是以红-绿、黄-蓝、黑-白成对关系发生的。因此，假设视网膜中有三对视素：白-黑视素、红-绿视素、黄-蓝视素。这三对视素的代谢作用包括结合(同化)和破坏(异化)两种对立的过程。光刺激破坏白-黑视素，引起神经冲动产生白色感觉。无光刺激时白-黑视素便重新结合起来，所引起的神经冲动产生黑色感觉。对红-绿视素，红光起破坏作用，绿光起结合作用。对黄-蓝视素，黄光起破坏作用，蓝光起结合作用。因为各种颜色都有一定的明度，即含有白色成分，所以每一颜色不仅影响其本身视素的活动，而且也影响白-黑视素的活动。

根据赫林学说，三种视素的对立过程的组合产生各种颜色感觉和各种颜色混合现象。

如当两个互补色混合时，某一对视素的两种对立过程形成平衡，因而不产生与该视素有关的颜色感觉，但所有颜色都有白色成分，所以引起白-黑视素的破坏作用而产生白色或灰色感觉。同样，当所有颜色都同时作用到各种视素时，红-绿、黄-蓝视素的对立过程都达到平衡，而只有白-黑视素活动，就产生白色或灰色感觉。

按照这一学说，色盲是由于缺乏一对视素(红-绿或黄-蓝)或两对视素(红-绿和黄-蓝)的结果。前者便产生红-绿或黄-蓝色盲，后者便产生全色盲。

杨-赫姆霍尔兹的三色学说和赫林的四色学说，一个世纪以来一直处于一种对立的地位。如要肯定一个学说，似乎非要否定另一个学说不可。曾一个时期，三色说占上风，因为它有更大的实用意义。但近一、二十年，由于实验手段的不断发展，对这两个学说有了新的认识，证明二者并不是不可调和的。事实上，每一学说都只对问题的一个方面获得了正确的认识。两者必须相互补充，才能对颜色视觉获得较为全面的认识。

现代神经生理学发现，在视网膜中存在三种不同的感受器。它们分别是三种感色的锥细胞，每种锥细胞具有不同的光敏感特性。沃尔德(Wald)和布朗(Brown)以及麦克尼科尔(Macnichol)等人[1]用显微光谱光度计测量人眼单一锥细胞的相对光谱吸收特性，发现有的锥细胞对黄色(波长570nm)有最大感受性；有的对绿色(波长525nm、535nm)最敏感；另有一种对蓝色(波长445nm、450nm)最敏感。

富田等[2]用微电极插入鲤鱼视网膜内，观察了由于改变刺激光的波长而引起的单个锥细胞内电位变化。三种锥细胞反应的峰值，分别在红区为611nm，绿区为529nm和蓝区为462nm。

Marks等[2]用精密的分析仪器，测定了灵长类(人和猴)单个视锥细胞内所含视色素的吸收光谱分布，分别在570nm(红)、535nm(绿)和445nm(蓝)有吸收峰值，说明有三种视锥细胞存在。

视色素的吸收光谱，并不一定能断定视细胞对应的波长敏感特性。但Marks测定了金鱼单个视锥细胞内视色素的吸收光谱，由于该吸收光谱与鲤鱼视锥细胞的反应特性很相似，所以可以推测灵长类视锥细胞也具有类同的波长敏感性。

萨瓦特金(Svaetichin)、狄瓦洛斯(Devaiois)等人[1]在猿猴和鱼类视网膜和视神经传导通路的研究中，发现一类细胞对可见光谱的全部波长都发生反应，而对575nm一带反应最大。这种细胞的光感受性和人的光谱光效率函数相似，可以认为是负责明视觉的。有些视网膜传导细胞(双极细胞、神经节细胞)和外侧膝状核的细胞对红光发生正电位反应，对绿光发生负电位反应；还有的细胞对黄光发生正反应，对蓝光发生负反应。因而在视觉神经系统中可以分出三种反应：光反应(L)、红-绿反应(R-G)、黄-蓝反应(Y-B)。红-绿反应又分为+R-G(红兴奋，绿抑制)和+G-R；黄-蓝反应又分为+Y-B(黄兴奋，蓝抑制)和+B-Y。这四种"对立"的感色细胞很符合赫林的四色学说。因此可以认为，视网膜的锥细胞感受器水平是一个三色的机制，而视觉信息向脑皮层视觉中枢区的传导通路中变成四色机制。

这四种"对立"的感色细胞与三种锥细胞的关系，目前只提出一些设想。如阿布拉莫夫(I. Abramov)[1]认为+R-G和+G-R细胞从"红"锥体(峰值570nm)和"绿"锥体(峰值535nm)接受输入。"红"锥体对+R-G细胞起兴奋作用，对+G-R起抑制作用；"绿"锥体则相反，对+G-R起兴奋作用，对+R-G起抑制作用。"蓝"锥体(峰值445nn)和"红"锥体对+Y-B和+B-Y起类似的兴奋和抑制作用。这两对"对立"的颜色细胞的兴奋和抑制的相互关系则决定着颜色感觉。

根据以上情况，可以认为颜色视觉过程分成几个阶段。第一阶段，视网膜有三种独立的锥体感色物质，它们有选择地吸收光谱不同波长的辐射，同时每一物质又可单独产生白和黑的反应。在强光作用下产生白的反应，无光刺激时是黑的反应。第二阶段，在神经兴奋由锥体感受器向视觉中枢的传导径路中，这三种反应又重新组合，最后形成三对对立性的神经反应，即红或绿、黄或蓝、白或黑反应。

所以，颜色视觉的机制很可能在视网膜感受器水平是三色的，符合杨-赫姆霍尔兹的学说；而在视网膜感受器以上的视觉传导通路水平则是四色的，符合赫林的学说。颜色视觉机制的最后阶段发生在大脑皮层的视觉中枢。在这里产生各种颜色感觉。颜色视觉过程的这种设想称做"阶段"学说。可以看到，两个似乎完全对立的古老颜色学说，终于由颜色视觉的阶段学说统一在一起了[2]。

四、色觉障碍的临床表现

对颜色视觉不正常的人，临床上称为色觉障碍或色觉异常。国内1932—1957年色盲统计[3]，男性约为5.14%，女性约为0.73%，男性约为女性的7倍。国外，日本男性约为4%~5%，女性约为0.5%。欧美男性约为8%，女性约为0.4%。皆以男子患者为多。色盲中的各色色盲患者数目的多少也不相同。瑞芠按照封克利斯的色盲分类法统计各种色盲患者，结果如表2[4]：

表2　色觉障碍种类及百分率

色觉障碍种类		百分率
三色觉异常	红色异常 绿色异常	1.0 4.6
二色觉异常	红色盲 绿色盲	1.2 1.4
一色觉		0.003
总数		8.2

从统计看出，绿色觉障碍较红色觉障碍为多，一色视者极少见。

色觉障碍包括色弱和色盲两大类。 色弱是指对颜色的辨别能力降低，即辨色能力不足。这类患者，识别颜色需要较强的照明，较深的色泽，较大的视角和较长的时间。在光线不足，色泽较淡，色差不大，目标较小和时间短促的情况下，便不能同正常人一样的识别颜色。这类患者，视力一般不受影响，仅是辨色能力弱。其辨色力弱的程度可有轻重不同。有的较色盲患者稍强些，还略有些辨色能力；有的尚有一定的辨色能力，但较正常人为差，当色差小、饱和度低的情况下，他们便不能如正常人一样辨认；有的居这二者中间。所以，早已有学者[7, 8]将色弱分为A、B、C三型，为了更好地反映这种程度上的差别，本书分为重、中、轻三度。

色盲是指不能辨别颜色，即辨色能力丧失。临床以红、绿色盲多见，黄、蓝色盲及全色盲少见。全色盲患者对颜色完全不能辨别，仅能分辨物体的形状和明暗，感觉红、绿色黑暗，黄、蓝色明亮，高度畏光，瞬目频繁，视力差，在强光下更甚。在较暗的照明下，视力可好一些。视野检查可有中心暗点，周边视野可正常。由于中心暗点，可引起间歇性眼球震颤。但全色盲对暗适应要比正常眼敏捷。正常人通常需要5~10分钟，全色盲患者能在1~2分钟内达到适应程度。全色盲在光谱上所见到的最亮区域是绿色段，而正常眼则是黄色段。在照明不足的情况下，正常眼才觉得最亮区域是绿色段。因此，全色盲患者的表现，与正常眼在黑暗中待久之后的感觉相象。

红、绿色盲及红、绿色弱患者在色觉障碍中的为数最多。患者可将红色或绿色误认为灰色或褐色，这和正常人见到的用一定比例的红、绿色相配的中间色——灰色和褐色相似。对黄色和蓝色能够分辨。但对两个色差不大的黄色或蓝色也分辨困难。

红色盲患者在看光谱时，感到红色端显著缩小，而呈灰色；对绿色感觉也不正常。光谱中最明亮处为黄绿色段。

　　绿色盲患者在看光谱时，不能辨别红、绿色，但红色段并不缩短；光谱中最明亮处为橙色段，将绿色段看成一中性带，无颜色感觉。

　　黄、蓝(紫)色盲临床上较少见(用一般的色盲图检查不出)。此类色盲患者，在光谱中不能看出黄和蓝紫一段，且该色段缩短，把光谱中黄色及蓝紫色段均看为无色中性带，光谱中最明亮处仍为黄色段[9]。

五、关于色觉障碍的分类

　　从色觉障碍的发生原因上，可分为先天性和后天性两类。先天性色盲由英国学者Dalton首先发现[10]，因他本人就是色盲，所以色盲又名Dalton病。色盲有明显的遗传因素，多发生在近亲婚姻家族，为性连锁隐性遗传[11]，即色盲的男性可通过他的正常的女儿将色盲基因遗传给他的外孙一代。由于女性为色盲基因携带者，不发病，故临床上女性患者较少。

　　在胚胎学上，色盲的形成过程尚无定论。根据佛兰克林、海林等[4]的假说：人眼在胚胎时期，最初系全色盲，只能分辨明暗，不能分辨颜色。发育的第二期，只能分辨黄色和蓝色；在发育的第三期，感觉黄色的功能，便分化而成感觉红、绿色。在发育末期，即演变为能感觉红、绿、蓝(紫)三原色的成熟视网膜，由此三原色互相匹配，而能感觉一切颜色。根据这一假说，则色盲的发生可以认为是：如发育在第一期停止，则为全色盲；若于第二期停止，即为红、绿色盲；若于此期发育不全，则为全色弱；若为第三期发育不全，则为红、绿色弱。

　　根据近年来一些学者的实验结果[2]，在视觉神经系统进行颜色信息的处理，视网膜阶段是按照杨-赫姆霍尔兹的三原色说，由红敏、绿敏、蓝敏三种视锥细胞感受色光的信息；而在神经节细胞和外侧膝状核阶段，则认为是按照赫林的拮抗色说来进行信息处理。所以在胚胎发育过程中，如果缺少了锥细胞和神经节细胞的任何与色觉有关的组成成分，都可以形成某种类型的色觉障碍。

后天性色觉障碍，根据产生的原因，可分三类[3]：①物理性：由视网膜以前的屈光间质(角膜、房水、晶状体、玻璃状体)对光线发生选择性的吸收所致。如老年人晶状体呈棕黄色改变，常自觉有黄视症。②心理性：精神失常时所表现的色幻觉。③色觉感受器的异常：从视网膜到大脑皮层间的视路上所发生的损害，都可以引起后天性色觉障碍。但后天性色觉障碍的出现，并不具有特殊的定位和定性意义。

引起后天性色觉障碍的临床疾病列于下表，供参考[12]。

疾　　病	色觉缺陷	疾　　病	色觉缺陷
先天性黄疸	重度绿色弱	视网膜劈裂症	蓝-黄
白化病	重度绿色弱	恶性近视	蓝-黄和红-绿
周围性视网膜色素变性	绿色弱，蓝-黄和红-绿色缺陷	高铁血症	蓝-黄
		脉络膜视网膜炎	蓝-黄
中心性视网膜色素变性	红-绿和蓝-黄	中心性浆液性视网膜病变	蓝-黄
白点状视网膜变性	蓝-黄	高血压性视网膜病变	蓝-黄
无脉络膜症	蓝-黄	糖尿病性视网膜病变	蓝-黄
Sorsby营养不良	红-绿	视网膜血管闭塞	蓝-黄
脉络膜硬化	蓝-黄和红-绿	脉络膜恶性黑色素瘤	蓝-黄
Fuch螺旋状萎缩	红-绿	青光眼	蓝-黄
Vogt-Spielmeyer病	红-绿	视盘脉络膜疣	红-绿，蓝-黄
青少年性黄斑变性	红-绿	球后视神经炎	红-绿
老年性黄斑变性	蓝-黄	视交叉损害	红-绿
Grönblad-Strandberg综合征	蓝-黄	酒精-烟碱中毒	红-绿
囊样黄斑变性	绿色盲		

辨色力随年龄增加而减低[9]。

先天性色觉障碍的分类，按照三原色说，丧失或减退对某色的辨别能力者，就称为某色盲或某色弱。红、绿、蓝(紫)三种原色的辨别能力均丧失或减退者，为全色盲或全色弱。现临床常用的分类法为[3, 13]：

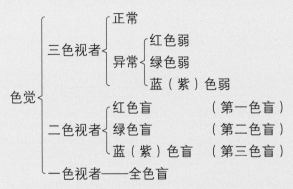

四色说，色觉障碍除红、绿、蓝(紫)三色外，还应有黄色觉障碍。但现在临床上使用的《色盲检查图》，多没有能检查蓝(紫)、黄色觉异常的图；对红或绿色觉异常的鉴别也较困难。

对于红、绿色弱的分类，前苏联学者Рабнин曾采用А、В、С三型分类法表示色弱的程度[7]。本书中设计的红、绿、蓝(紫)色弱分类图，将这三类色弱分为重度(接近色盲，但略有些辨色能力)、中度(有些辨色能力)和轻度(有一定程度的辨色能力)。由于蓝(紫)色觉异常很少，故以红、绿色弱分类为主。

此外，临床上还可见到色觉疲劳和隐色盲[3]。色觉疲劳患者的表现是：在检测时，开始能迅速辨别颜色，但如辨色时间较久，或颜色复杂、对比强烈、耀眼、眩目时就不能辨认或又否定了开始的辨认结果。如休息片刻后再辨认，则又能辨出。对隐色盲患者，认为视网膜的辨色组成元素存在，但在实际辨色时又同红、绿色盲。当面对一系列色觉检查，特别在差别较小的试标颜色面前就显得犹豫不决，经过反复考虑才作出决定。就是说，这种人的眼睛是具有辨色结构，而又不能如正常人一样的辨别颜色。他们对各种颜色的敏感度显得迟钝，反应不够敏捷可靠，识别颜色的过程是由犹豫而逐渐正确。这类患者，可能是视网膜感光化学物质产生不足所致。

六、色觉障碍的检查

色觉障碍因多系先天性，患者从未有过辨色经验，以为别人也同自己一样。例如红、绿色盲患者，当红、绿色特别明显时，亦可凭他独特的辨别经验，予以区别。所以，色觉障碍只能在色觉检查中发现。

很早以前，色觉障碍的检查，已引起人们的重视。1875年，瑞典一次火车相撞事件[4]，由该国生理学家霍姆格伦调查结果，发现撞车原因是因为司机是色盲，把信号看错所致。1876年，瑞典首次规定对铁路就业者及船员进行色盲检查。其后，德国、奥地利、日本相继实行。现在，色觉检查已列为体格检查的常规项目之一。

目前，色觉障碍的检查方法较多[3, 5]，如颜色混合测定器法、FM-100色调检测法、Panel D-15色调检测法、Nagel色盲镜、霍尔母艮(Holmgren)彩色线团法、彩色铅笔记录法、彩色灯光测验法等。现还有色觉异常彩色视觉诱发电位检查[6]。但临床上，以《色盲检查图》的应用最为广泛。

《色盲检查图》最早由史梯灵(Stilling，1810—1879)所绘制，后来石原忍又加以改制。1936年开始使用的拉布金(Крдс-Нагел-Рабкин)的色盲检查表也是同样性质。国内现在多采用俞自萍和贾永源编绘的《色盲检查图》本[4, 14, 15, 16, 17]。

随着科学技术和劳动生产的日益提高和发展，各种先进的生产技术和设备的出现，就需要更多掌握高深专业知识的人充当研究和管理。这就要挑选合格的、体格健全的人，其中必不可少的应具备正确和敏锐的辨色能力。在我们平常所熟知的交通运输、美术、医学、化学、航空、航海、勘测、地质、军事和其他许多特殊部门的工作者，必须具备正常的辨色力。而对那些占人群5%~8%的色觉异常的人，也需要恰当的就业安排，使人尽其才。据说在第二次世界大战时，曾被色盲患者识破了敌人的军事伪装，也可算是这种人的"特异功能"。

做为眼科工作者，对色觉检查要细致、准确，做到不漏查、不错查、分出轻重。

色觉检查的准确性，对某一具体的被检者来说，是至关重要的。如果由于某些原因，错查或漏查了色觉异常的患者，就可能丢掉被检者理想谋求的职业，或者在从业后导致不应有的事故发生。所以，有一套较为完善、容易掌握、使用方便的色觉检查工具为临床使用，是很必要的。

七、本书绘制依据和使用

根据颜色视觉理论，对色觉的检查，应该选择红-绿、黄-蓝(紫)两对颜色为主色。在《色度学》中[1]，红-绿、黄-蓝(紫)又是两对互补色。所以，选择这两对互补色为主色，进行规律性的调配，按照假同色原理，绘制出一套全面的《色觉检查图》。

红-绿、黄-蓝(紫)是两对互补色，它们各自成对相配，便可产生一个颜色系列[1]。例如在红-绿配色系列中，两端分别是红色和绿色，在它们中间，随着红、绿成分的增减，便可出现一个在红端偏红，绿端偏绿，正中是不显红和绿的灰色的一系列混合色。这个不显红也不显绿的灰色，就是中性色。该灰色的出现，是由于等量的两个互补色相配，两色均可完全吸收对方的光谱波段，而无单色光反射出来，仅为具有一定明度的无彩色的灰黑色。这种现象，恰同色盲患者看见红或绿色不显颜色，仅能辨其亮度具有同样的效果[9]。这样，分别以红、绿、蓝(紫)、黄色做为主色，以它们的互补色系列的中性色——灰色做为配色，按假同色原理，便可绘成色盲检查图。以红、绿、蓝(紫)、黄色分别做为主色，以它们的含有一定比例与饱和度的红、绿、蓝(紫)、黄色的中间色做为配色[是在红-绿、黄-蓝(紫)这两个补色系列中，用色差计测定选出三个中间色做为色弱检查图的配色]，按照假同色原理，绘成色弱检查图，且将红、绿、蓝(紫)色弱分为重、中、轻三度。

本书对色觉异常的分类检查方法是：不能辨别以红、绿、蓝(紫)、黄色为主色，及其互补中性色——灰色为配色的色觉图(即根本没有对某色的色感者)，为某色色盲。由主色和含有不同色调的中间色为配色绘制的图(色度和饱和度用色差计测定选出)，根据被检者辨别的程度，而区分为红、绿、蓝(紫)色的重、中、轻三度色弱。由于临床上以红、绿色弱为多，所以色弱分类以红、绿色弱为主。通过本书的检查，可对红色盲、绿色盲、红色盲绿色弱、绿色盲红色弱、红色弱、绿色弱、蓝(紫)色盲、蓝(紫)色弱、黄色盲、黄色弱进行定性和半定量检查。

全书共有检查图66幅，分为三部分。

第一部分：数字组，共38幅，这是主体部分。该组有红、绿、蓝(紫)、黄色盲检查图，对红、绿、蓝(紫)色弱，进行重、中、轻三度色弱分类。即能辨色盲图，不能辨重度及以下色弱图者，为重度色弱；能辨色盲图及重度色弱图，不能辨中度及以下色弱图者，为中度色弱；能辨色盲图及重、中度色弱图，而不能辨轻度色弱图者为轻度色弱。色觉正常者，各图均能辨认。对各图能迅速辨认者，为辨色力特别敏感者。这为那些辨色力要求高的职业，可提供可靠的检查依据。在一般体检中，从图2～8的7幅图中任选3幅，被检者能顺利通过，即为色视觉正常；对出现问题者，可向下细查，这样的人数必然少，检查时就能节约时间，也不致出现漏查和误查。

第二部分：拉丁字母组，共13幅。该组图数量较少，但构图简易别致，可作为速查、复查之用，更适于该语系的人使用。

第三部分：动物图案组，共15幅。构图新颖、有趣味性，适宜于儿童和文化程度低者使用。

各图的使用，详见用法说明表。其中图35、图36、图37、图38、图66，为色觉疲劳和隐色盲检查图。这类患者，虽类似色弱，但具有其特殊性。这几幅图是采用反对色绘制，颜色对比强烈，耀眼眩目。正常人看，也觉眼花缭乱，但只要细辨，均可正确读出。对色觉疲劳的患者，开始能读；继续看，便又否定。如休息片刻，又可能读出。隐色盲患者对这几幅图不能立刻读出，但经过反复辨认后尚可读出。红绿色盲及红绿色弱患者可能读出。因为红绿色盲患者是根据明暗读出，色弱者既可分明暗，又具有一定的辨色能力，故可能读出。所以这些图不能用于检查红绿色盲及色弱。

八、本书使用注意事项

1. 在明亮弥散自然光线下(日光不能直接照射到图上)，或日光灯下(但效果较自然光线为差)展开图检查。

2. 被检查者双眼以距离图面40~80cm为宜。先以"示教图"教以正确读法，再依次检查，最后作出诊断(检查时图要放正，读每一图不得超过5秒钟[17])。

3. 本书共有检查图66幅，分三部分。第一部分38幅，由阿拉伯数字组成。有红、绿、蓝(紫)、黄色色盲检查图和色弱检查图，并对红、绿、蓝(紫)色弱进行重、中、轻三度分类。第二部分13幅由拉丁文字母组成，图数量少，可供速查或拉丁语系的人使用。第三部分15幅，由动物图案组成，供儿童及文化水平低者使用。图35、图36、图37、图38、图66，为色觉疲劳和隐色盲检查图。

4. 根据检查图说明，判断被检者色觉情况是属正常或异常。异常者又属哪种类型及其异常的程度。有可疑时，可反复对比检查。红、绿色盲、色弱检查图，均先有合在一起的联合小图，后有分开放大的单图，可前后对照，以单图复核为准(详见"各图用法表")。

5. 图面不可受日光直接照射，用后即随手将图合起来，以免图色因日光照射而变化。读图时，避免唾沫落在图上。检查者和被检查者，都不能用手指接触图面，以免污损。必须指点时，可用小棒代替。

九、各图用法表

（一）阿拉伯数字组

图号	色觉正常者辨认结果	色觉异常者		附注
		异常类型	辨认结果	
1	6		6	示教图
2	99	红绿色觉异常	0	正常者也可读0 异常者只能读0
3	8⁄96	红绿色盲、重度色弱	不能读	大概区分红绿色盲和红绿色弱
		红绿色弱中度	8	
		红绿色弱轻度	89	
4	6⁄98	红绿色觉异常	8	初步区分红、绿、蓝（紫）色觉异常
		红色觉异常	68	
		绿色觉异常	98	
		蓝（紫）色觉异常	69	
5	80⁄96	红绿色觉异常	不能读	区分红、绿色觉异常
		红色觉异常	80	
		绿色觉异常	96	
6	66	红绿色盲	不能读	检出红绿色盲

色
觉
检
查
图

图号	色觉正常者辨认结果	色觉异常者		附注
		异常类型	辨认结果	
7	36	红色盲	不能读	检出红色盲
8	85	绿色盲	不能读	检出绿色盲
9	8/0/6	红色盲	不能读	红色盲检出总图
10	5	红色盲	不能读	此三图有两图不能读者为红色盲，有两图能读者继续向下查色弱图
11	9	红色盲	不能读	
12	8	红色盲	不能读	
13	6/8/9	绿色盲	不能读	绿色盲检出总图
14	5	绿色盲	不能读	此三图有两图不能读者为绿色盲，有两图能读者继续向下查色弱图
15	8	绿色盲	不能读	
16	6	绿色盲	不能读	
17	8/3/5	红色弱	全不能读或部分能读	红色弱分类总图
18	3	红色弱重度	不能读	此三图分别检出红色弱重、中、轻三度
19	5	红色弱中度	不能读	
20	8	红色弱轻度	不能读	
21	6/5/2	绿色弱	全不能读或部分能读	绿色弱分类总图
22	8	绿色弱重度	不能读	此三图分别检出绿色弱重、中、轻三度
23	9	绿色弱中度	不能读	
24	5	绿色弱轻度	不能读	
25	83	紫色盲	不能读	检出紫色盲

图号	色觉正常者辨认结果	色觉异常者		附注
		异常类型	辨认结果	
26	6	蓝（紫）色盲	不能读	蓝（紫）色盲检查图
27	3	蓝（紫）色弱重度	不能读	此三图分别检出蓝（紫）色弱重、中、轻三度
28	5	蓝（紫）色弱中度	不能读	
29	8	蓝（紫）色弱轻度	不能读	
30	56	黄色盲	读3	检出黄色盲
31	6	黄色盲	不能读	同上
32	2	黄色弱重度	不能读	检出黄色弱
33	4	黄色弱中度	不能读	检出黄色弱
34	9	黄色弱轻度	不能读	检出黄色弱
35	2	色觉疲劳	开始能读，后又否定	鉴别色觉疲劳和隐色盲
		隐色盲	开始不能读，后可能读	
36	10	色觉疲劳	开始能读，后又否定	同上
		隐色盲	开始不能读，后可能读	
37	5	色觉疲劳	开始能读，后又否定	同上
		隐色盲	开始不能读，后可能读	
38	3	色觉疲劳	开始能读，后又否定	同上
		隐色盲	开始不能读，后可能读	

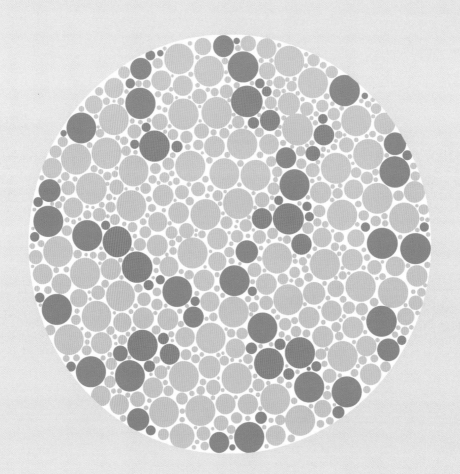

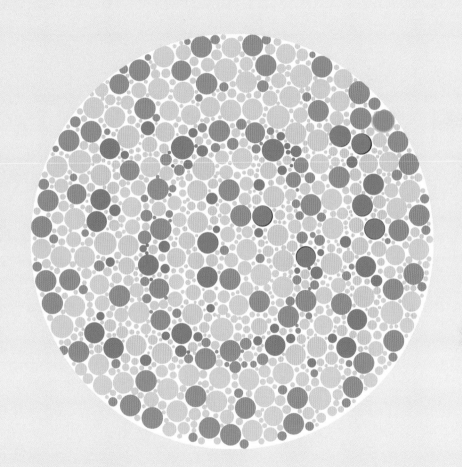

色 觉 检 查 图

色觉检查图

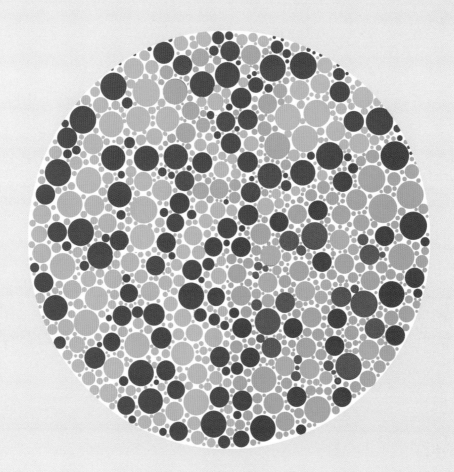

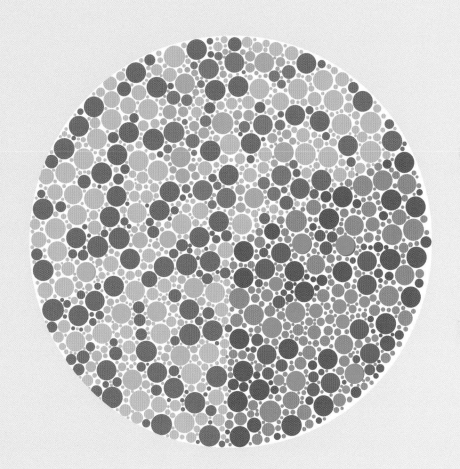

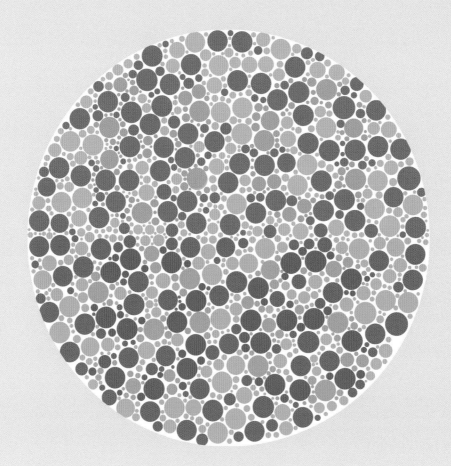

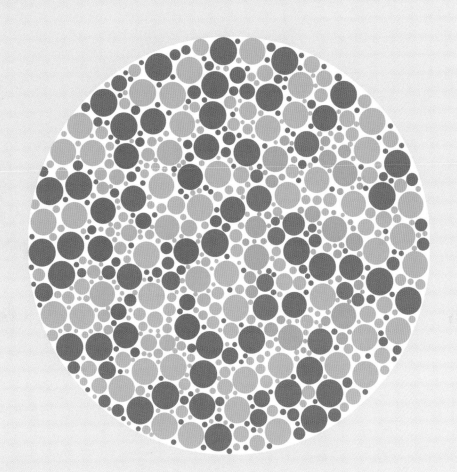

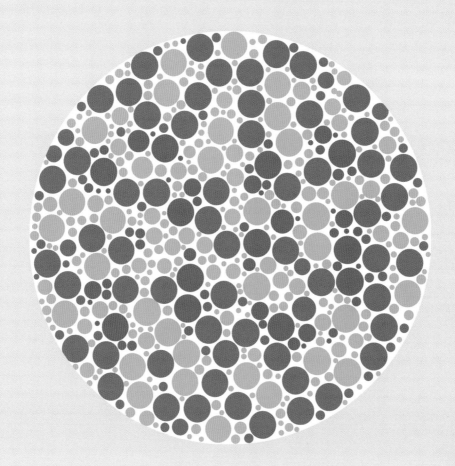

色觉检查图

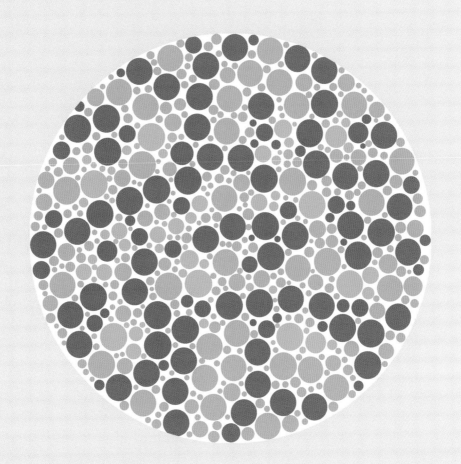

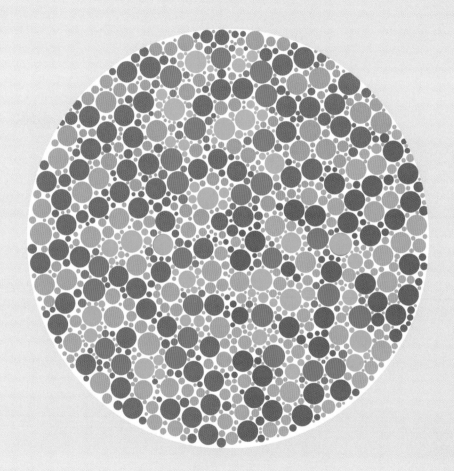

色觉检查图

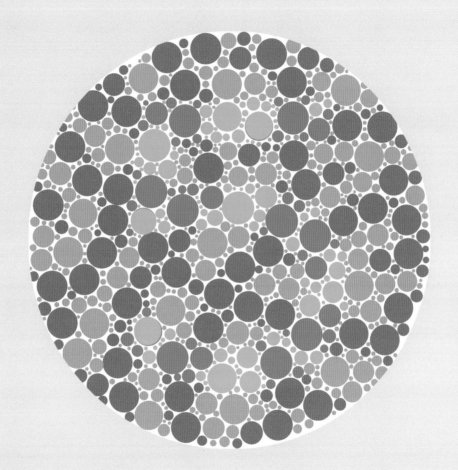

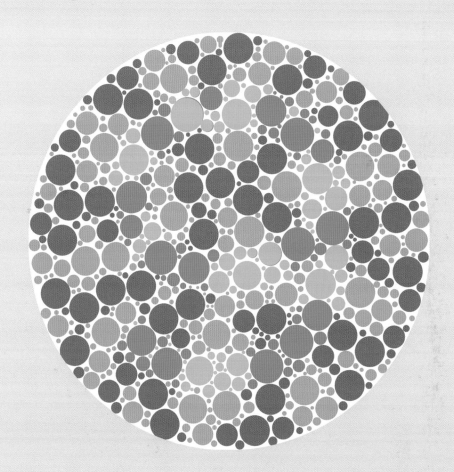

色觉检查图

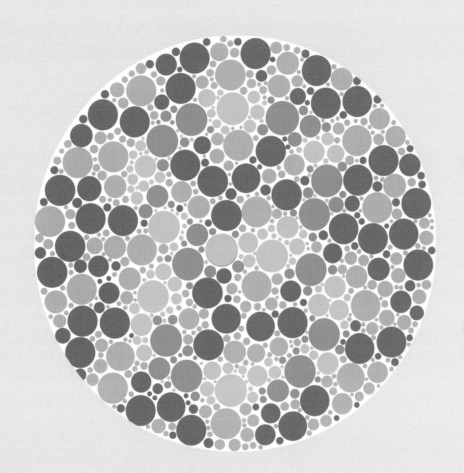

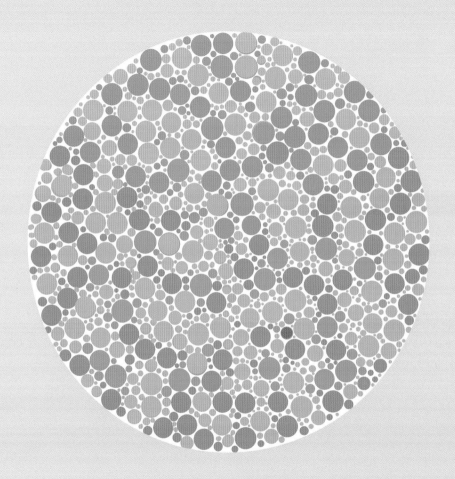

色觉检查图

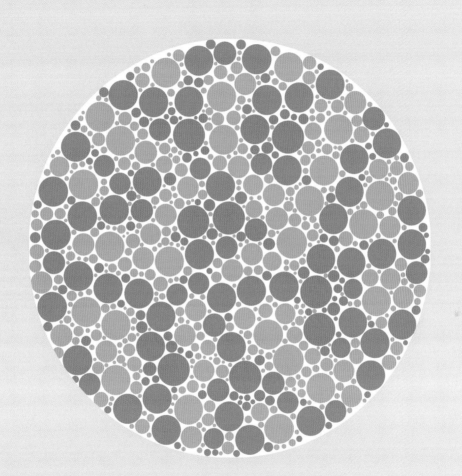

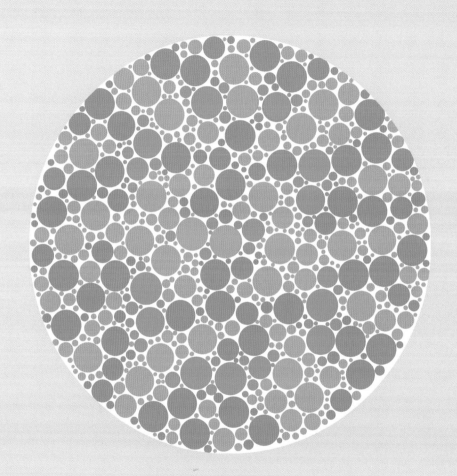

色
觉
检
查
图

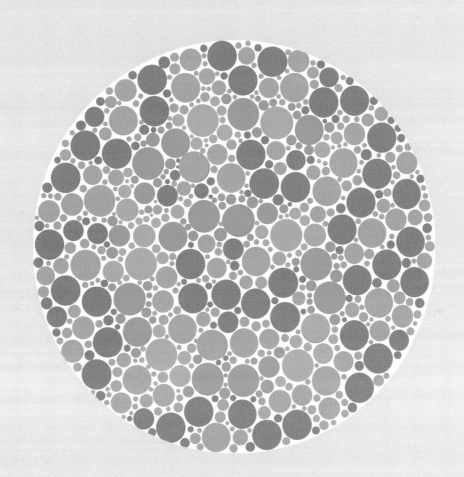

色 觉 检 查 图

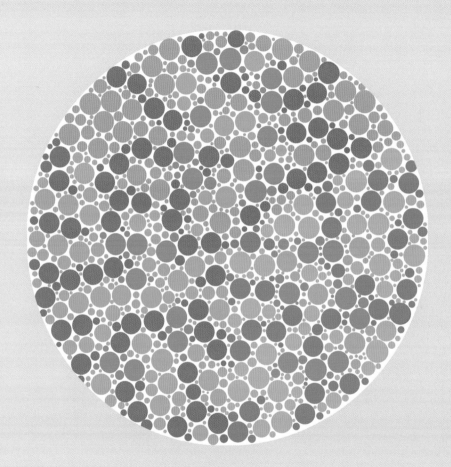

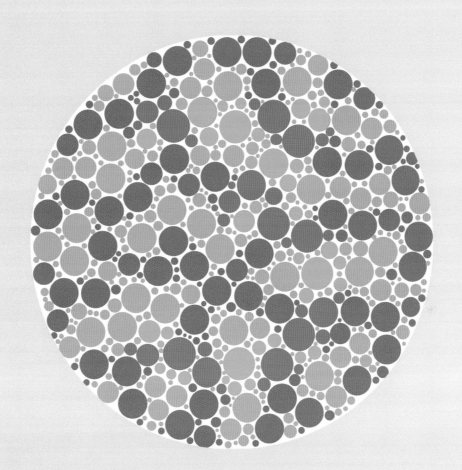

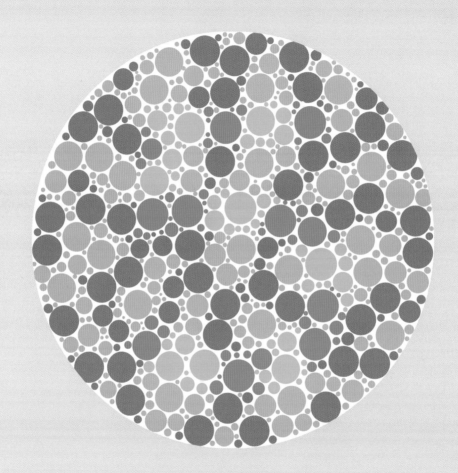

色觉检查图

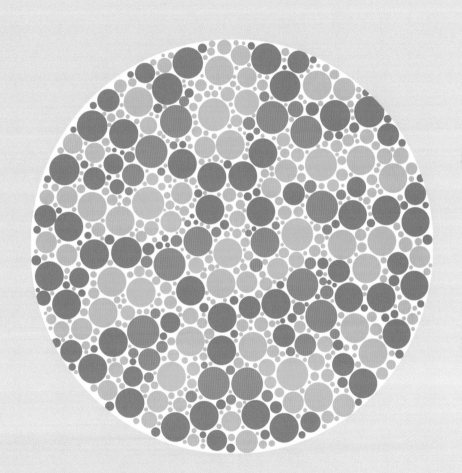

色 觉 检 查 图

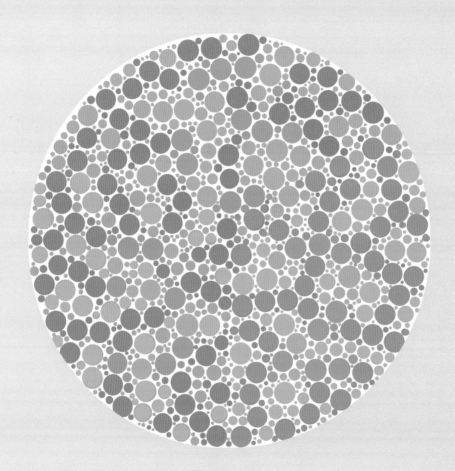

色觉检查图

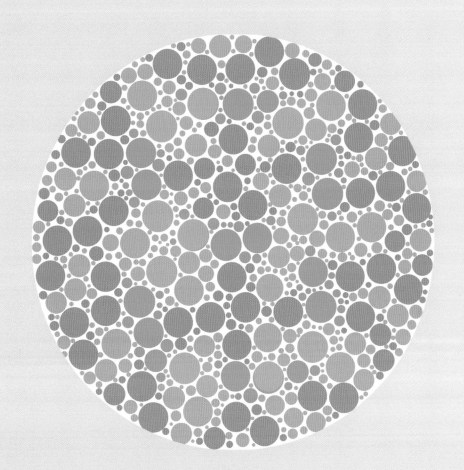

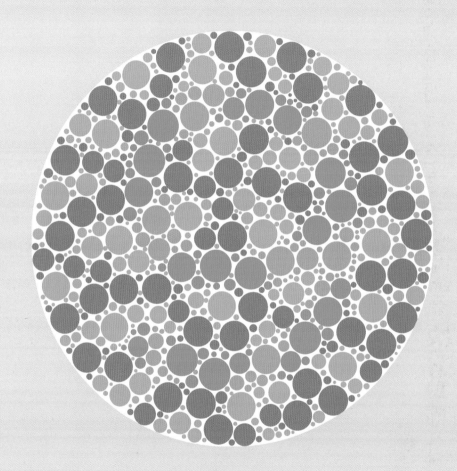

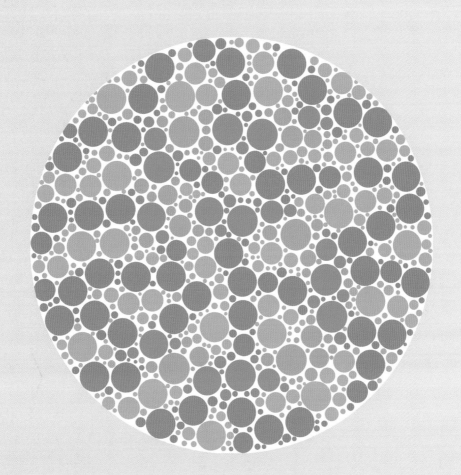

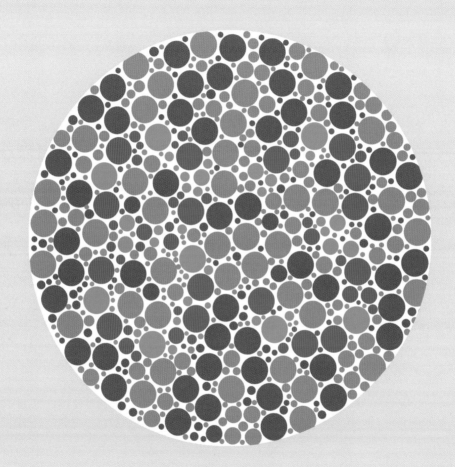

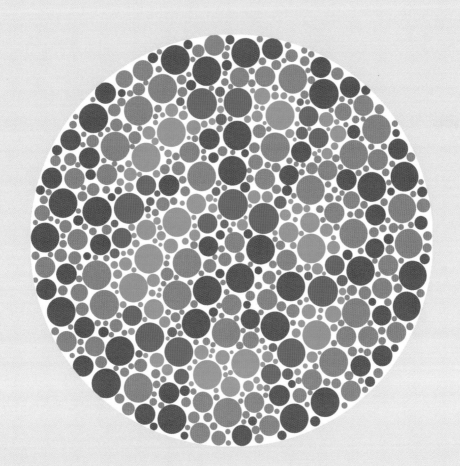

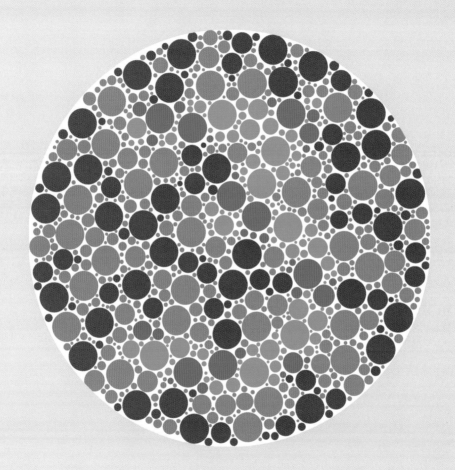

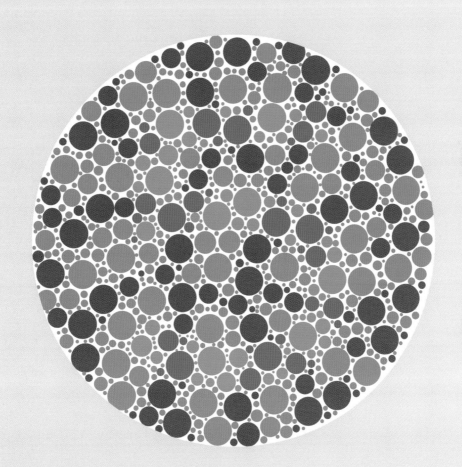

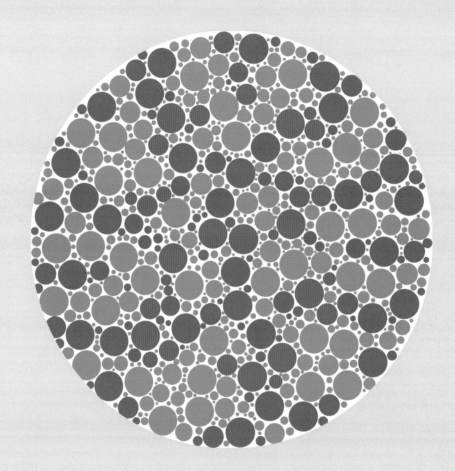

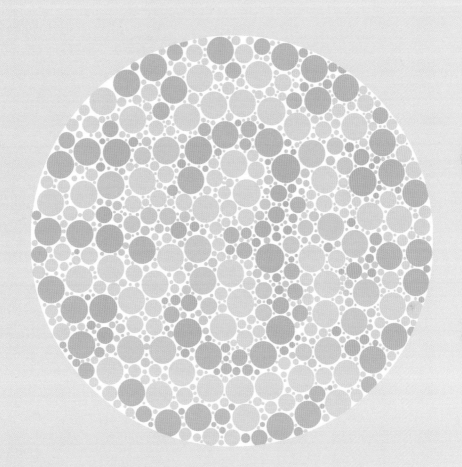

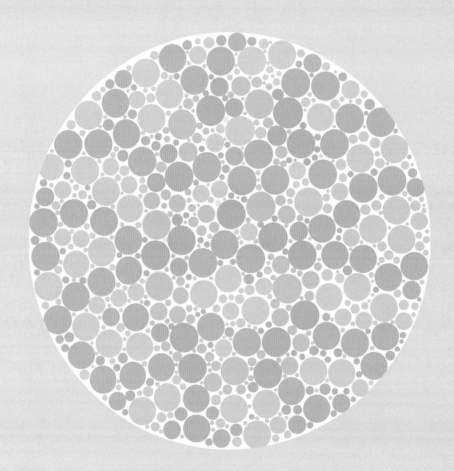

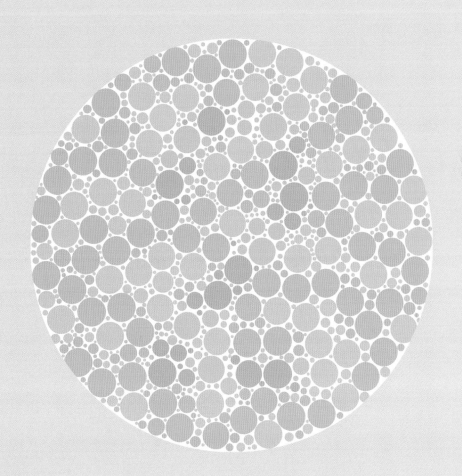

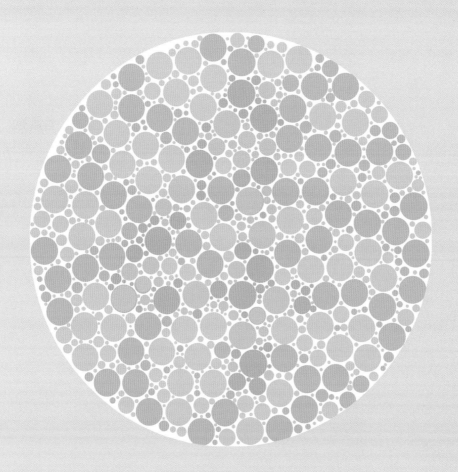

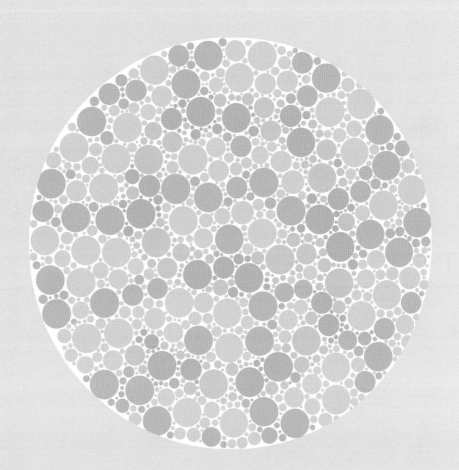

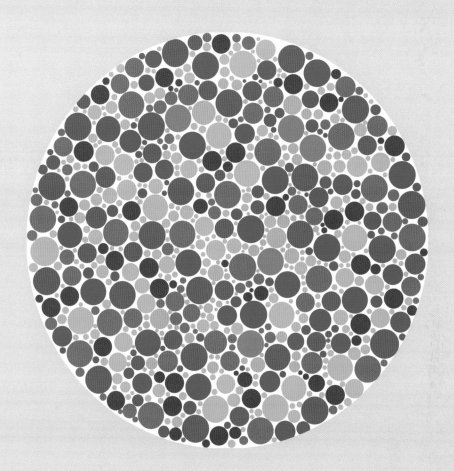

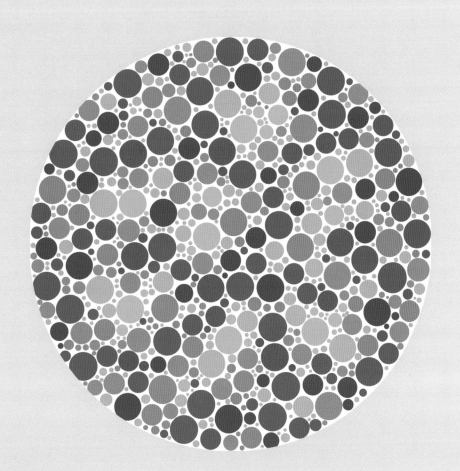

色觉检查图

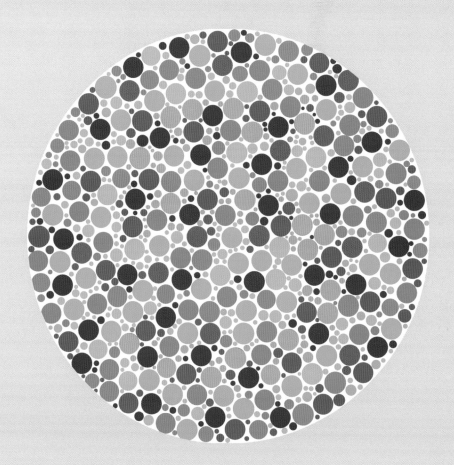

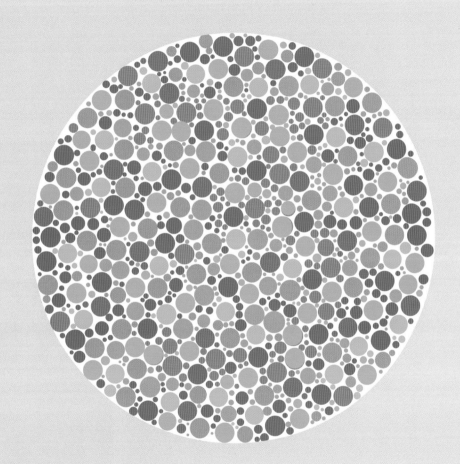

（二）拉丁字母组

图号	色觉正常者辨认结果	色觉异常者		附注
		异常类型	辨认结果	
39	RY	红、绿色觉异常	U	检出红、绿色盲和部分红绿色弱
		红色觉异常	Y	
		绿色觉异常	R	
40	P	红色觉异常	N	检出红色盲、部分红色弱
41	E	绿色觉异常	T	检出绿色盲、部分绿色弱
42	M	绿色觉异常	不能读	
43	B	红色盲	不能读	检出红色盲
44	W	绿色盲	不能读	检出绿色盲
45	A	红色觉异常	不能读	
46	BE	红、绿色觉异常	S	检出红、绿色盲和部分红、绿色弱
		红色觉异常	E	
		绿色觉异常	B	
47	F	蓝（紫）色觉异常	不能读	检出蓝（紫）色盲
48	K	蓝（紫）色觉异常	不能读	检出蓝（紫）色弱
49	V	黄色盲	不能读	检出黄色盲
50	D	黄色弱重度	不能读	检出黄色弱
51	H	黄色弱轻度	不能读	检出黄色弱

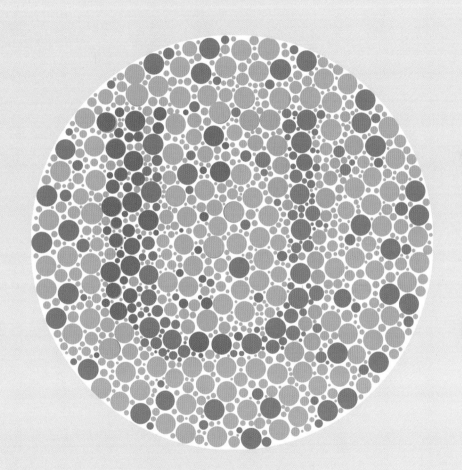

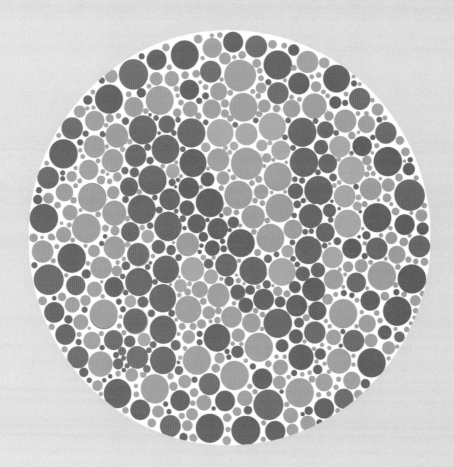

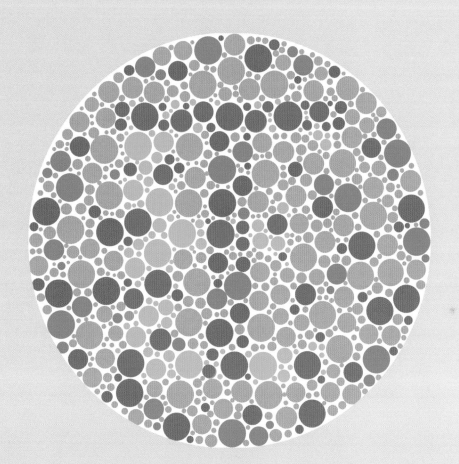

色觉检查图

色
觉
检
查
图

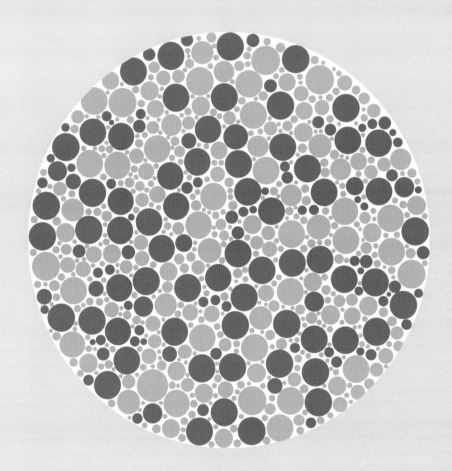

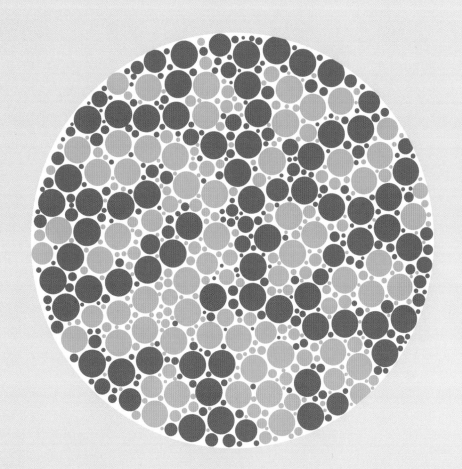

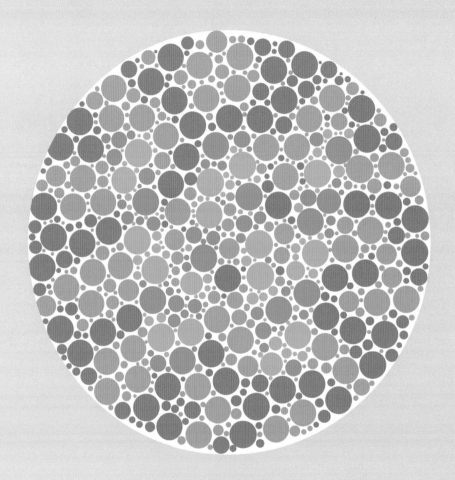

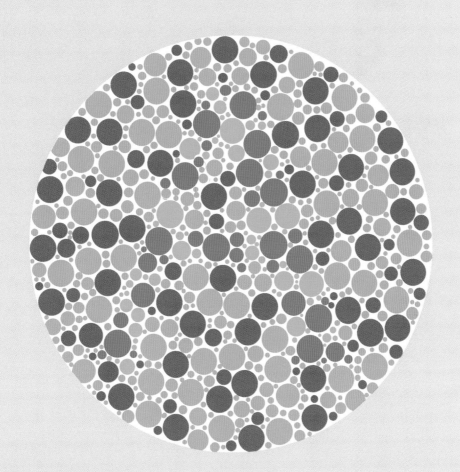

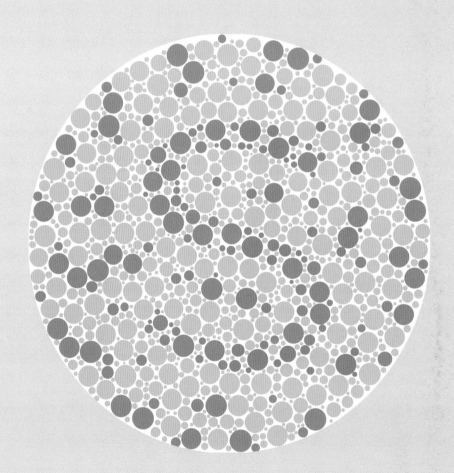

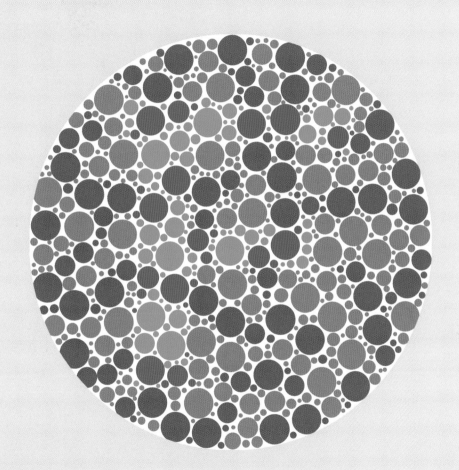

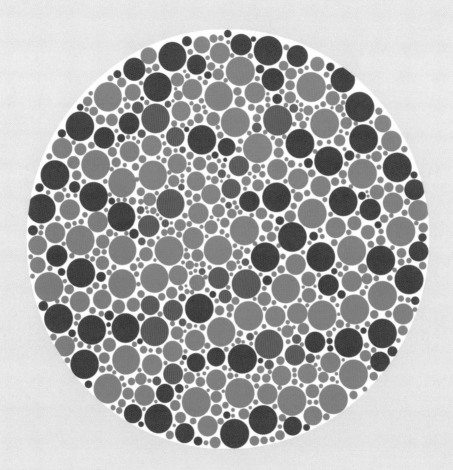

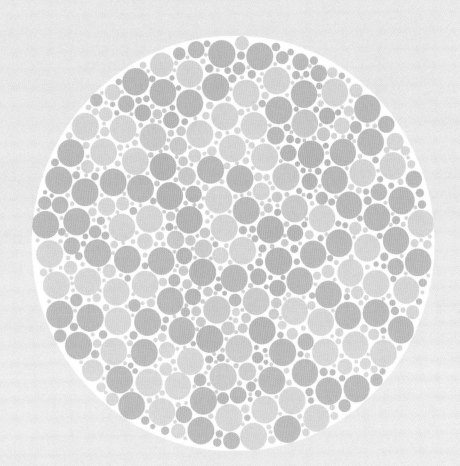

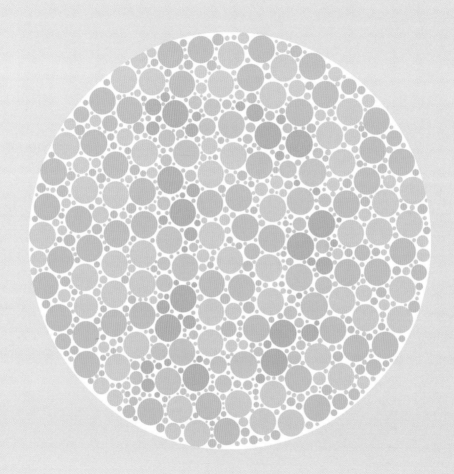

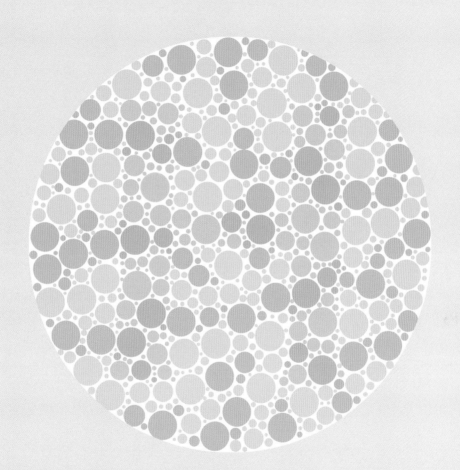

（三）动物图案组

图号	色觉正常者辨认结果	色觉异常者		附注
		异常类型	辨认结果	
52	燕子		燕子	示教图
53	兔、鸭	红、绿色觉异常	鸭	检出红绿色盲、部分色弱
54	马	红、绿色觉异常	羊	检出红绿色盲、部分色弱
55	公鸡	红、绿色觉异常	不能读	检出红绿色盲
56	金鱼	红、绿色觉异常	不能读	检出红绿色盲
57	小鸟	红色觉异常	不能读	检出红色盲
58	奔马	红色觉异常	不能读	检出红色盲、部分红色弱
59	燕子	绿色觉异常	不能读	检出绿色盲
60	母鸡	绿色觉异常	不能读	检出绿色盲、部分绿色弱
61	飞鸭	蓝（紫）色觉异常	不能读	检出蓝（紫）色盲
62	鸽子	蓝（紫）色觉异常	不能读	检出蓝（紫）色盲及部分蓝（紫）色弱
63	鹿	黄色盲	不能读	检出黄色盲
64	蝴蝶	黄色弱重度	不能读	检出黄色弱
65	鱼	黄色弱轻度	不能读	检出黄色弱
66	大象	色觉疲劳	开始能读，后又否定	鉴别色觉疲劳和隐色盲
		隐色盲	开始不能读，后可能读	

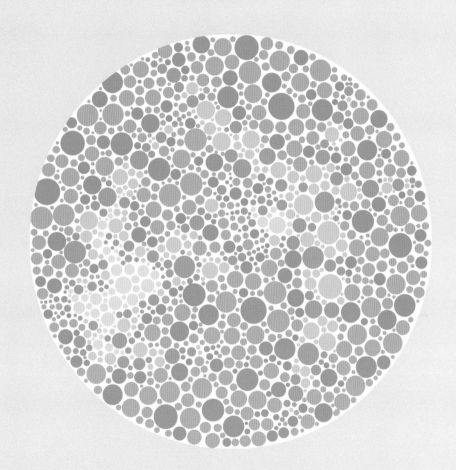

色觉检查图

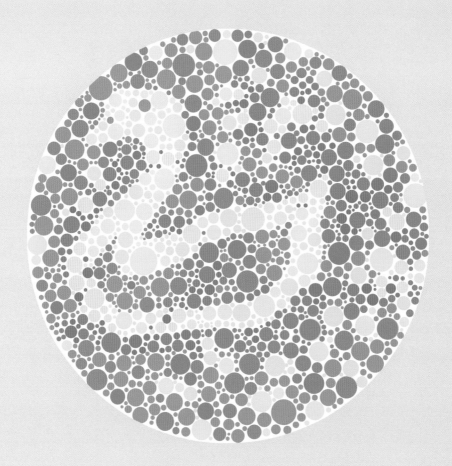

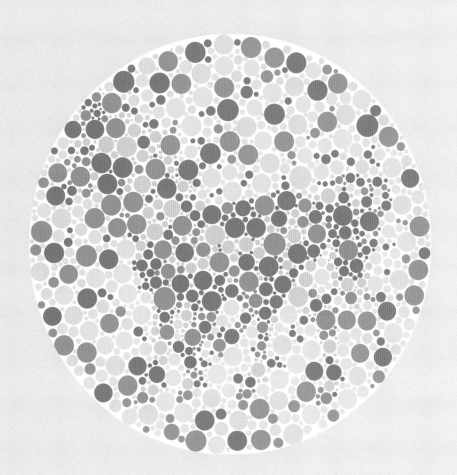

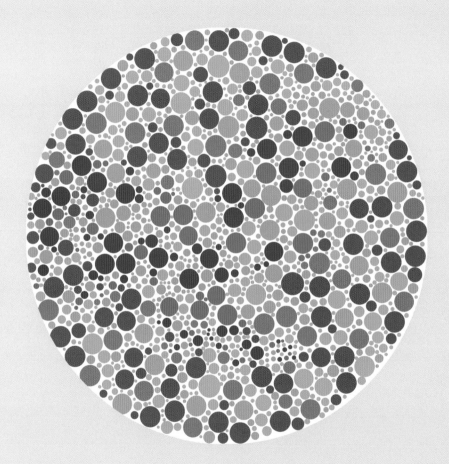

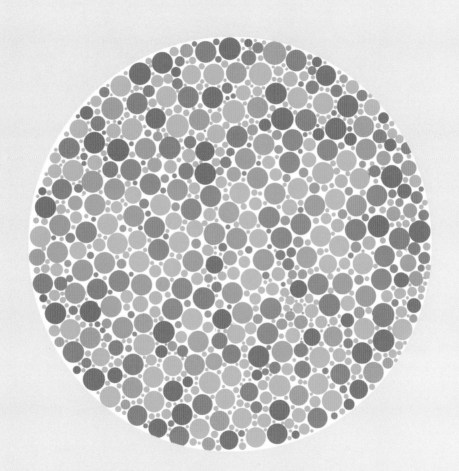

色觉检查图

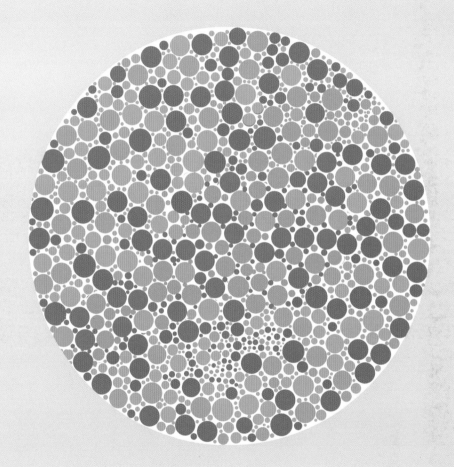

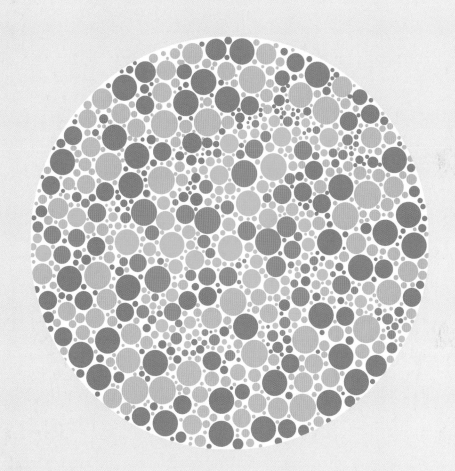

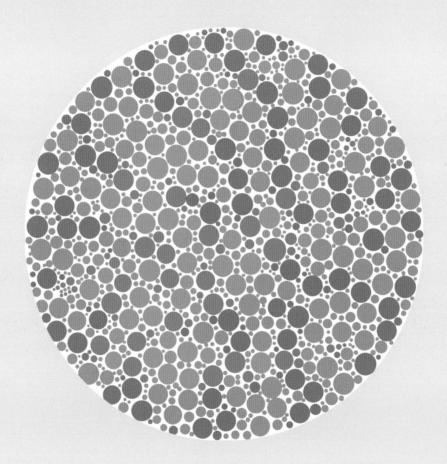

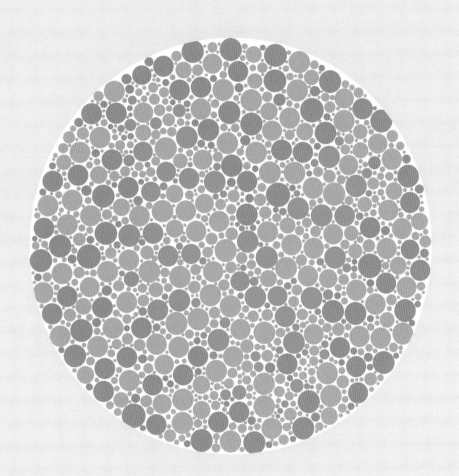

色觉检查图

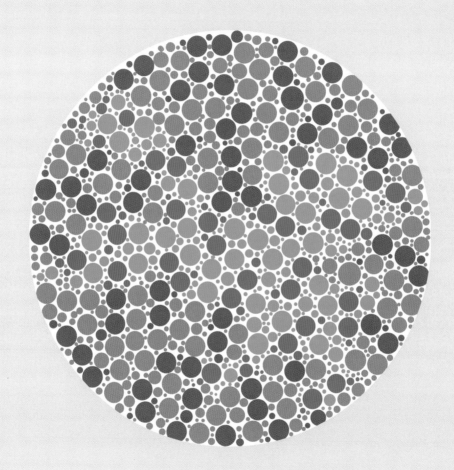

色觉检查图

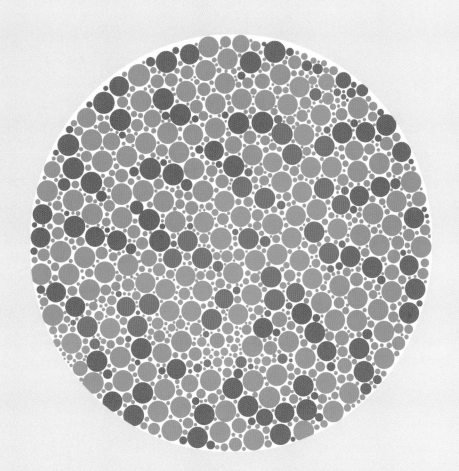

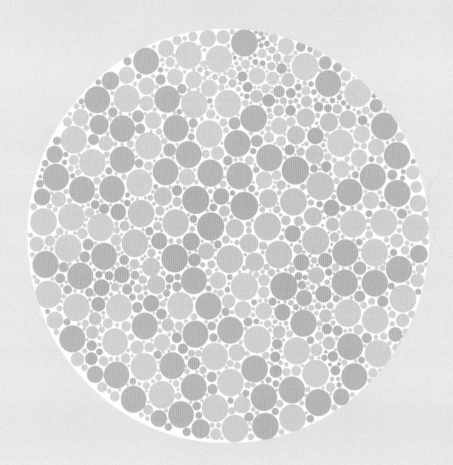

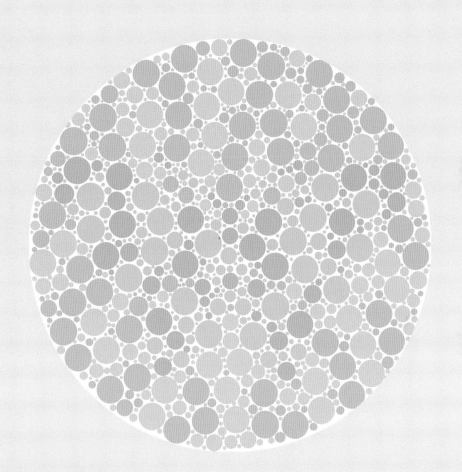

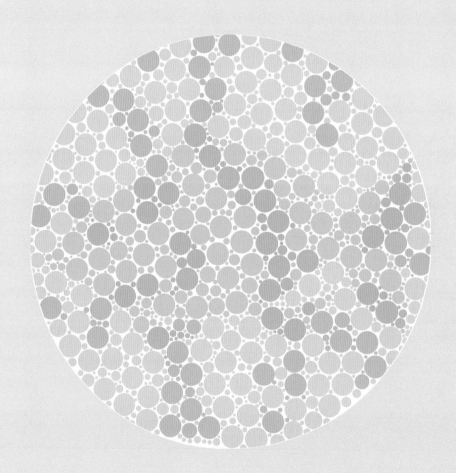

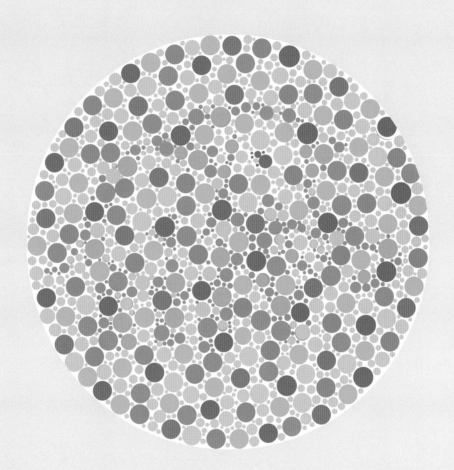

主要参考文献

1. 荆其诚，等.色度学.北京：科学出版社，1979

2. 福岛邦彦[日].视觉生理与仿生学.马万禄等译.北京：科学出版社，1980

3. 上海第一医学院眼耳鼻喉医院眼科教研组.眼科学.北京：人民卫生出版社，1977

4. 吕振忠编译.石原氏色盲检查表.北京：人民卫生出版社，1953

5. 赵堪兴，杨培增，等.眼科学.第7版.北京：人民卫生出版社，2008

6. 刘虹，郭静秋.先天性色觉异常患者的彩色视觉诱发电位改变.中华眼科杂志，2002；38（6）：355

7. 李恕.对拉布金（Рабкич）、俞自萍二氏色觉检查表实用性的探讨.中华眼科杂志，1965；12（1）：82

8. 郑宝仁，等.用拉布金氏多色表测量色觉障碍准确性的探讨.中华眼科杂志，1959；9：5

9. 王延华，等.眼与全身病.天津人民出版社，1977

10. 梁树今，等.色觉障碍计分析.中华眼科杂志，1959；1：12

11. 苣置，等.先天性红绿色盲的遗传.中华眼科杂志，1980；16：4

12. Duke-Elder S. System of ophthalmology vol IV. London, 1968

13. 毛文书.眼科学第二版.北京：人民卫生出版社，1984

14. 俞自萍.色盲检查图.北京：人民卫生出版社，1958，1981

15. 贾永源.色盲检查图.北京：人民卫生出版社，1966

16. 张东实，等.四种"色盲检查图"1350例测试效果和分析.青少年视力保护杂志，1982；2：21

17. 刘家琦，等.实用眼科学.北京：人民卫生出版社，1984